AF319405

APERÇU SYNTHÉTIQUE

SUR LA

STATION D'AX

Son outillage thermal
Ses applications thérapeutiques

PAR

LE Dr DRESCH

Médecin consultant,

Membre de la Société d'hydrologie de Paris, de la Société balnéologique d'Odessa, de la Société de Médecine et Chirurgie de Toulouse, Secrétaire général du *Bulletin médical des Stations Pyrénéennes.*

———•✕•———

Les remèdes qui ne s'adressent pas à la vitalité sont toujours des remèdes incertains.

Claude BERNARD.

<table>
<tr><td align="center">PARIS

J.-B. BAILLIÈRE et Fils
LIBRAIRES-ÉDITEURS
19, rue Hautefeuille, 19.</td><td align="center">FOIX

GADRAT AÎNÉ
LIBRAIRE-ÉDITEUR
22, rue de la Bistour, 22.</td></tr>
</table>

1897

APERÇU SYNTHÉTIQUE

SUR LA

STATION D'AX

APERÇU SYNTHÉTIQUE

SUR LA

STATION D'AX

Son outillage thermal
Ses applications thérapeutiques

PAR

LE Dr DRESCH

Médecin consultant,

Membre de la Société d'hydrologie de Paris, de la Société balnéologique d'Odessa, de la Société de Médecine et Chirurgie de Toulouse, Secrétaire général du *Bulletin médical des Stations Pyrénéennes*.

———·✕·———

> Les remèdes qui ne s'adressent pas à la vitalité sont toujours des remèdes incertains.
>
> Claude BERNARD.

PARIS	FOIX
J.-B. BAILLIÈRE et Fils	**CADRAT Aîné**
LIBRAIRES-ÉDITEURS	LIBRAIRE-ÉDITEUR
19, rue Hautefeuille, 19.	22, rue de la Bistour, 22.

1897

APERÇU SYNTHÉTIQUE

SUR LA

STATION D'AX

Son outillage thermal

Ses applications thérapeutiques

Les médecins d'Ax ont un très grand avantage sur la plupart de leurs collègues des autres stations thermales, celui de pouvoir choisir sur un très grand nombre de sources, de température et de composition chimique très variées.

ROTUREAU.

Par l'abondance, par la variété autant que par la multiplicité de ses sources, par leur thermalité, par leur minéralisation graduée, AX est une station des plus importantes, non seulement du groupe pyrénéen, mais encore du monde thermal, d'une façon générale.

Ax appartient à la grande famille

des eaux sulfurées sodiques. Par rapport à ses congénères, qui commencent aux Eaux Bonnes, à l'ouest, et finissent à Amélie, à l'est, Ax se trouve dans une situation géographique, presque médiane. Justement, les propriétés, les vertus de ses eaux tiennent à la fois et du groupe oriental et du groupe occidental. Sa thermalité, avec celle d'Olette, est la plus élevée de toute la chaîne (77° à 78°) et ce fait donne assez raison à Herpin (de Genève) qui a observé que la chaleur des sources est en rapport avec leur situation plus ou moins rapprochée de l'axe cristallin de la chaîne. Cela confirme également les idées que nous avons déjà longuement développées, à propos de l'origine des eaux thermales (*), à savoir qu'une thermalité plus élevée suppose une

(*) Voir *Ax-Thermal*, 1895, notre série d'articles sur l'origine des eaux thermales.

migration plus directe, une intégrité plus parfaite. Ce à quoi Durand-Fardel ajoute, avec sa grande autorité, que les sources les plus thermales, *sont les plus activement thérapeutiques.*

Ax, se rapproche surtout de Luchon, avec une atténuation qui ne constitue peut-être pas une infériorité, par un dégagement moindre d'hydrogène sulfuré de plusieurs de ses sources, par le phénomène du blanchiment, également moins marqué, dans certains de ses bains. Comme à Cauterets, Ax a des quantités d'azote, au moins dans un de ses griffons les plus abondants, et également des silicates et des hyposulfites, avec une richesse qui surpasse même celle de la célèbre station des Hautes-Pyrénées. Du même côté, nous pourrions pousser plus loin les comparaisons, par exemple avec Barèges et Saint-

Sauveur, nous n'insistons pas ; nous nous contenterons d'ajouter, qu'au groupe oriental, Ax emprunte des qualités d'autant plus essentielles qu'il possède aussi les autres, lesquelles n'existant plus dans le groupe oriental, rendent ses eaux vraiment un peu *inermes*. Ces qualités qui constituent, à vrai dire, à peu près tout le bagage de ces dernières, sont : l'alcalinité qu'on est loin de retrouver à Luchon et à Cauterets, et la présence de la matière organique, grâce à laquelle beaucoup de malades et de maladies arrivent à supporter nos eaux, avec grand avantage pour le fond diathésique en même temps que pour certaines localisations.

L'étude géologique du sol qui présente tant de points similaires avec Barèges, Luchon et Amélie, l'orientation des failles, le système orographique, les accidents de terrain, le cheminement des sources à travers des alluvions à caractères un peu spéciaux, leur mode de captage, leurs mélanges et leurs combinaisons avec d'autres sources adventices d'une thermalité et d'une minéralisation différentes, tous ces phénomènes ont été parfaitement révélés par le professeur Garrigou et développés dans notre livre sur les Eaux d'Ax. Nous ne pouvons que renvoyer le lecteur à nos études précédentes, qui expliquent suffisamment, l'infinie variété des eaux d'Ax, en même temps que leurs applications thérapeutiques, si diverses, qu'elles en paraissent paradoxales. Aussi, est-il très difficile de limiter leur cadre d'applications et de faire leur spécialisation.

Le lecteur s'étonnera moins de ce que nous venons de dire, quand il saura, qu'à Ax, on dispose, pour le moment, de 80 sources ou naissants d'une abondance totale de plus de deux millions de litres, d'une thermalité qui va de 18º à tout près de 78º, et d'une sulfuration qui part de 0 pour monter à 0,0287. Ajoutons, que lorsque besoin sera, on trouvera d'autres sources et on augmentera le débit de certaines des plus abondantes.

De ces quelques renseignements, on peut déjà déduire le double caractère vraiment spécifique des eaux que nous étudions. A la condition de toucher juste, ont peut frapper aussi fort que l'on voudra. Tout à l'opposé, on peut obtenir l'expression la plus adoucie, non seulement de la médication sulfureuse, mais encore de la cure thermale simple, telle qu'on l'obtient dans les stations à eaux indétermi nées.

Suaviter ac fortiter, telle pourrait être la devise de la station. Et cependant, depuis Filhol, qui a, d'ailleurs, très bien étudié toutes nos eaux, le public médical et autre a l'habitude de n'envisager que la note forte de nos thermes, la note douce reste non avenue ; on considère la station d'Ax, comme *la plus excitante de la chaîne*. Or, on ne saurait trop insister, nous l'avons écrit et nous y reviendrons constamment : à Ax, grâce à ce que Astrié a appelé sa gamme thermo-minérale, gamme tout au moins chromatique et dont nous n'hésitons pas à faire un véritable clavier, à Ax, répéterons-nous, le médecin peut à son gré, *calmer, tonifier sans stimuler, exciter, irriter, amener une crise fébrile intense, déterminer une poussée vive vers la peau et apaiser cet orage avec des sources voisines pures ou mitigées* (Astrié).

Les effets généraux qu'on peut produire étant connus, chaque médecin suivant ses idées personnelles sur ce que peut la médecine par les eaux thermales, peut déduire le choix des malades et les applications thérapeutiques que comporte notre station. Rien ne fait défaut, ni la quantité d'eaux, ni leur qualité, ni la minéralisation, ni la thermalité, tous éléments que l'on peut combiner à l'infini. Nous allons montrer maintenant que l'outillage est en parfait accord avec la matière première.

ÉTABLISSEMENTS

OUTILLAGE, APPLICATIONS THÉRAPEUTIQUES

L'outillage hydro - balnéo - thérapique de la station d'Ax est en rapport avec l'abondance et la variété de ses sources. Le traitement thermal est administré dans quatre établissements absolument indépendants. L'édification successive des établissements a été faite, et pour répondre aux besoins toujours croissants et de plus, grand avantage, pour utiliser, *in situ*, les naissants d'eaux minérales. On a établi 18 sections de bains et 20 buvettes ; on eut pu multiplier encore, si l'on eut voulu, et buvettes et sections de bains. On dispose de 150 baignoires, de 18 douches à pression de 5 à 6 mètres, dites douches *Tivoli*. Il n'y a pas moins de 10 grandes salles de douches à forte pression de 11 à 14 mètres. On n'a pas cru devoir — c'était inutile — porter plus haut la hauteur de chûte. Car nous estimons qu'il faut surtout user des richesses naturelles que nous offre la nature. Nous avons des eaux chaudes et nous administrons des douches chaudes ; nous laissons volontiers aux établissements d'hydrothérapie les pressions, même excessives, et les douches froides, — aussi magistrales et aussi froides qu'on le voudra. Nos douches, constituées par de l'eau minérale, sont prolongées comme il convient et la douche Tivoli, en particulier, dont on peut élever et la température et la durée, constitue un massage tel, que la main du professionnel est, le plus souvent, inutile. Cela ne nous empêche pas de combiner, quand il le faut, l'eau froide, d'administrer des douches jumelles, écossaises et alternantes. L'eau froide nous sert, pour ainsi dire, de condiment. Elle permet de faire supporter plus de calorique, de prolonger d'autant le massage et de pousser plus loin la sulfuration *intus et extra*. Nous sommes de ceux qui estimons qu'en plus de la thermalité, même pour la douche, il faut tenir compte de l'agrégat minéralisateur et des vapeurs que l'on respire ; la salle des douches est, en même temps, une salle d'inhalation et même la plus chargée.

Le simple aperçu de tout cet outillage, indique suffisamment déjà l'importance de la station et le nombre de baigneurs qui, dans le même moment, peuvent y poursuivre leur cure thermale. Malgré que nos douches déversent des masses d'eau qui font l'étonnement des baigneurs qui avaient l'habitude d'autres stations thermales, il n'y a jamais lieu de faire ce qu'on fait ailleurs, surveiller les sources et les dispenser avec parcimonie. A Ax, nous n'avons même pas de réservoirs pour emmagasiner les eaux de la nuit, et malgré les besoins, sans cesse grandissants, de la station, une partie de nos eaux chaudes, continue à s'épancher librement sur la voie publique, par d'abondantes fontaines.

Les quatre établissements d'Ax,

sont, par rang d'ancienneté, le Cou-
LOUBRET, le TEICH, le BREILH, et le
MODÈLE. Nous allons rapidement
esquisser ce qui caractérise chacun
d'eux, laissant dans l'ombre les
côtés communs qui permettent à
beaucoup de malades de suivre leur
cure complète et presque indiffé-
remment, dans l'un quelconque de
ces établissements.

Le COULOUBRET, qu'on pourrait
dénommer *Petit Saint-Sauveur*, se
distingue par ses sources d'origine
et de minéralisations quelque peu
spéciales. Ces sources résultent
d'une combinaison naturelle, effec-
tuée dans le sous-sol immédiat de
l'établissement, des filons d'eau sulfureuses avec d'autres filons adventices non ascendants. Le résultat,
c'est une *crase*, un *génie* quelque
peu différent des autres groupes de
sources. Cette modification se révèle
par une thermalité moindre, plus

maniable, par une gamme de sulfuration qui ne dépasse guère la note moyenne, enfin par la richesse en principes alcalins et en matière organique. L'indication de sédation est celle qui spécialise surtout le *Couloubret* par rapport aux autres groupes. Aussi, les *utérines*, les *rhumatisés nerveux*, les *algies* et *topoalgies* si diverses, les *herpétiques*, certains *catarrheux* à type spasmodique, sont surtout justiciables de ce doyen des établissements de la station. La chorée s'y guérit, bien des états névropathiques, certaines myélites, certains tabes à processus modéré, s'y atténuent et s'humanisent.

Le TEICH, complètement reconstruit à neuf, est de beaucoup le plus important de la station par ses bains et ses douches à faible et forte pression. On y trouve, en outre, une magnifique installation de douches locales de toutes sortes, de douches pharyngiennes pulvérisées, le tout avec les derniers perfectionnements; une salle de humage, avec des appareils inédits, très ingénieux, enfin des étuves en caisses, locales et générales (1).

Les sources du *Teich*, sont à la hauteur d'un arsenal balnéothérapique aussi complet. C'est là que la source *Viguerie*, qui ne donne pas moins de 151.000 litres par 24 heures, alimente une section de bains des plus fréquentés de la station. Ce bain est reconnu par Filhol et Garrigou, comme le plus sulfureux de toute la chaîne et surtout comme *le plus uniformément sulfureux*. En outre que le monosulfure de sodium ne s'y décompose que très lentement, il s'y retrouve avec une fixité remarquable ; sa quantité, à l'état

(1) Tout cet outillage se trouve décrit, avec les plus grands détails, dans notre volume *Ax-Thermal* (3ᵉ édition 1896).

anhydre, d'après Filhol, n'y est pas moindre de 8,520, dans un bain à 35°. L'eau Viguerie est en même temps remarquable par son extrême richesse en azote. Ce gaz qui s'échappe, constamment, par grosses bulles dans le bassin de captage, fait croire que l'eau est en complète ébullition (1). Il s'en échappe 2 mètres cubes à l'heure et il en reste dans le bain assez pour que le corps, au repos dans la baignoire, se trouve dans les parties dorsales et latérales recouvert des fines bulles du gaz. En outre que l'azote, contribue certainement à donner au principe sulfureux une fixité qui n'est guère dans ses habitudes, il modère sa vivacité d'action, laquelle serait d'autant plus énergique, que l'alcalinité par les carbonates est

______

(1) Du temps de Pilhes la source Viguerie était appelée la source *à bouillons.*

faible et la matière organique ab-
sente. Si l'on envoie au *Couloubret*
les névropathes, les congestifs, au
Viguerie on trempera et retrempera,
avec des succès maintes fois ines-
pérés, les torpides, lymphatiques et
scrofulo-tuberculeux. On y guérira
bien des anémiques que la tubercu-
lose guettait et que les martiaux
n'amélioraient pas. A ce propos,
disons que le fer inutile ou mal sup-
porté avant le traitement sulfureux,
reprend souvent ses droits après la
cure. La thermalité et la durée du
bain Viguerie doivent être soigneu-
sement spécifiées par le médecin.
Signalons la récente adjonction, à
cette section de bains, de douches
locales à pressions graduées. Elles
rendent de grands services pour
modifier certaines localisations tel-
les qu'adénopathies, ulcérées ou
non, plaies atones, tuberculoses

accessibles, raideurs articulaires, vieilles dermatoses. Le bain Viguerie, complété par l'emploi d'une buvette, constitue essentiellement un puissant traitement *eutrophique, antidiathésique*.

C'est au bain Viguerie que le serpentinage de l'eau hyperthermale a été, pour la première fois, appliqué vers le milieu du siècle sur les indications du célèbre chirurgien Toulousain. L'eau Viguerie, sulphydriquée, est utilisée pour les appareils de humage. Son abondance, sa thermalité se prêtent beaucoup à cette adaptation ainsi qu'à celles des étuves.

A côté de ce bain le plus énergique, se trouve le bain le plus doux, le plus dépuratif, le bain *Boulié*, alimenté par l'eau *Bleue*. Dans cette lymphe minérale si spéciale, le monosulfure préexistant a été complètement transformé en hyposulfites alcalins. L'indication thérapeutique du bain *Boulié* comprend presque toutes les manifestations de l'arthritisme plus ou moins goutteux. Ax est en effet une des rares stations d'eaux sulfureuses qui puisse revendiquer le traitement ou l'atténuation de la diathèse goutteuse, ainsi que l'a formellement déclaré le professeur Garrigou. L'eau *Bleue* en boisson est le complément indispensable de la cure.

Nous ne pouvons nous dispenser de consacrer quelques lignes à nos douches locales, pharyngiennes et autres, pulvérisées ou non. La source *Joly* qui les alimente est encore plus sulphydriquée que l'eau *Viguerie* ; elle est également sulfurée sodique forte (0,0231 de monosulfure anhydre). Les otites, les mastoidites suppurées — qui ont été si fréquentes après l'influenza —, les affections des fosses nasales, du cavum naso-pharyngien, — avec végétations adénoides, vouées ou non au curettage —, l'hypertrophie des tonsilles, sans oublier les supplémentaires, (*n'arrachez pas, guérissez,*) *l'asthme nasal*, celui des foins, les granulations de la gorge, les laryngites chroniques, professionnelles et autres ; toutes ces modalités pathologiques, quelles soient sous la dépendance de l'arthritis, de la scrofule, de l'herpétisme et même de la syphilis, sont très favorablement modifiées par nos douches pulvérisées et irrigations locales. En ce qui concerne la douche nasale, dont nous usons largement pour les adultes et surtout pour les enfants, nous confessons que nous n'avons jamais constaté ces propagations septiques vers la

trompe et la caisse, dont les spécia-
listes nous font un véritable épou-
vantail.

Le *Teich* comme le *Couloubret*
sont alimentés par des groupes de
sources situées absolument à l'opposé les unes des autres. Il nous
reste à nous occuper du groupe
intermédiaire, central, dit du *Breilh*,
qui sert à alimenter deux établissements, SICRE DU BREILH et le MODÈLE.
Chacun de ces établissements
forme un tout bien complet. A
tous deux se retrouvent sections de
bains gradués, grandes et petites
douches, douches pulvérisées. Au
Modèle, en plus d'étuves en caisse,
locales et générales, on a adjoint
récemment une étuve Russe à gra-
dins, fort bien comprise, avec lits
de repos, massage et douches à
volonté.

Les sources du groupe central nous offrent des qualités intermédiaires à celles du Teich et du Couloubret. On y trouve des sources désulfurées, des sources moyennement sulfureuses, des sources fortes. Comme les sources du Couloubret, plusieurs de celles du *Breilh* sont remarquables par la présence de la matière organique et des principes alcalins ; elles sont en outre silicatées, à un titre plus élevé que celles de Cauterets. Un bain *Fort* du *Modèle* ne renferme pas moins de 37 gr.; c'est en outre le plus hyposulfité de toute la chaine (0,0104'. La *Grande Source Sulfureuse* qui alimente cette section de bains, ne donne pas moins de 204 mille litres par 24 heures. Au griffon, c'est la source qui donne le chiffre le plus élevé de monosulfure de sodium (0,0287) d'après Wilm.

Mais il y a lieu d'observer que dans cette source comme dans celle de *Fontan* de chez *Sicre du Breilh,* le principe actif, au lieu d'être fixe, comme dans le Viguerie, est au contraire d'une altérabilité extrême. Cette eau est dans un perpétuel travail de décompositions et de recompositions. Elle *travaille* et vous *travaille.* Ceci ne constitue ni une supériorité ni une infériorité. C'est un enfantillage de croire qu'un bain est meilleur ou moins bon, plus fort ou plus faible. Il a des qualités spéciales, voilà tout, et c'est au seul médecin à déduire les indications que ces qualités comportent. Com me l'a très bien dit Durand-Fardel, la valeur et la qualité d'une source quelconque n'a pas à se mesurer, comme on le faisait autrefois, à sa richesse en soufre, déterminée à l'aide de la sulfurométrie, mais à ses

aptitudes à tel ou tel mode de trans-
formation.

Les sources du groupe central, de par les caractères que nous venons d'exposer, sont employées surtout, avec succès, dans les innombrables manifestations du rhumatisme. Arthritisme et herpétisme, tel est surtout leur lot. La variabilité, l'altérabilité des sources s'accommodent parfaitement des caractères de ces diathèses dont les rapports entre elles sont d'ailleurs si intimes qu'il est souvent bien difficile de les séparer. Grâce aux propriétés altérantes et dépuratives des hyposulfites — ce premier terme de transformation du monosulfure, — le bain *Fort* du *Modèle*, comme le bain *Fontan* de l'établissement *Sierc*, offre aux syphilitiques une médication auxiliaire, complétant très utilement le traitement spécifique (1). Le bain *Fontan* présente, en outre, le phénomène du blanchiment, ce qui l'indique dans le traitement de certaines dermatoses.

Des buvettes sulfureuses et alcalines, d'une digestibilité facile, offrent aux clients du groupe central, comme aux autres d'ailleurs, le complément indispensable de toute cure thermale. Nous croyons devoir accorder quelques développements à la buvette du *Breilh*, dite *Petite Sulfureuse*. Cette *Petite Sulfureuse* n'en est pas moins une Sulfureuse forte (0,0228), quantité de monosulfure plus élevée que celle trouvée à la *Raillère* et à la *Source Vieille* des Eaux Bonnes. Cette buvette peut et doit être classée au niveau des meilleures sources sul-

______

(1) Ce point de clinique thermale a été traité par nous avec les développements que comporte le sujet, dans notre travail « *de l'emploi des eaux sulfureuses dans le traitement normal de la syphilis* » (Archives générales d'hydrologie, août 1893).

fureuses des Pyrénées et d'ailleurs. Elle présente les qualités *eupeptiques* de *Mauhourat* et les propriétés *eutrophiques* de la *Raillère*. Le professeur Garrigou n'hésite point à lui reconnaître cette combinaison d'avantages sur laquelle nous insistons depuis longtemps, et qui fait de la *Petite Sulfureuse* une source unique et hors pair. Elle doit une partie de ses qualités si précieuses à la fixité de son principe sulfureux, à sa thermalité, à l'absence presque complète d'hyposulfite et d'hydrogène sulfureux et à l'heureuse proportion de carbonates et silicates alcalino - terreux, ainsi qu'à une quantité raisonnable de matière organique. Aux qualités *eutrophiques* correspondent naturellement les effets *antidyscrasiques, antidiathésiques* et de *remontement général*, ces derniers si bien observés par Bordeu.

Les résultats cliniques obtenus avec cette lymphe minérale, ce sérum naturel, que nous avons du reste essayé, comme l'artificiel, en injections sous cutanées et avec des effets analogues à ceux obtenus (1) après nous par Thermes avec les eaux de Gazost, nous a démontré ses effets sur la nutrition générale, sur les centres nerveux, sur les éléments cellulaires. Les échanges sont facilités, les oxydations plus complètes, en même temps que sont plus copieuses les éliminations des produits mal élaborés, des déchets viciés, trop nombreux ou franchement toxiques. Ici, il ne s'agit pas d'effets mécaniques ou chimiques ou de simple lixiviation,

(1) Les résultats de nos expériences d'injections sous cutanées d'eau minérale restent encore inédits, ainsi que ceux du D' Thermes, parfaitement concordants d'ailleurs avec les notres. Ils ne présentent rien de bien différents de ceux obtenus avec la séquardine et les sérums artificiels à formules diverses,

comme dans d'autres sources fameu-
ses, mais d'actions vraiment vitales,
dynamiques. Avec le dynamisme
vital relevé, nos plasmas, nos sérums,
nos mucus, nos cellules migratri-
ces, toutes nos réserves *phagocy-
taires*, en un mot, ont leur fonc-
tionnement exalté, — j'allais dire
leur *virulence*. — Toutes ces actions
vitales organiques convergent en-
semble vers le même but, soit pour
chasser, localiser, englober, détruire
ou atténuer les éléments pathogènes
qui nous infiltrent et nous infectent,
ennemis du dehors, produits toxiques du dedans, *microbisme* ou
auto-intoxication, avec le grand fac-
teur qui domine presque toute la
pathologie des maladies chroniques,
nutrition ralentie.

DU MÊME AUTEUR

Des Kystes du vagin. Thèse inaug.. 1872.

Les injections sous-cutanées d'eau distillée ou d'eau pure. *Union médicale*, 1875.

Affaire François Toulza, dit Rapala. Réfutation des rapports affirmatifs du Dr Bergeron. O. Doin, 1877.

Salicylate de soude dans la chorée. *Bulletin de thérapeutique*, 1879.

Constitution médicale de l'arrondissement de Foix. Passim. *Moniteur de la polyclinique*, 1881, 1884.

Moyen simple d'arrêter le hoquet. *Bulletin de thérapeutique*, 1888.

La grotte du Mas-d'Azil et l'industrie préhistorique. Foix, 1888.

Pansements et antisepsie. Conférence faite à l'Association des Dames françaises. Foix, 1888.

De la Chorée et de son traitement. O. Doin, 1890.

De l'emploi des Eaux Sulfureuses dans le traitement normal de la Syphilis. Paris, Société d'éditions scientifiques, 1893.

Ax-Thermal. Traité complet des Eaux d'Ax, 225 pages, 3e édition. Paris, B. Baillière, 1896.

Foix. — imprimerie Gadrat aîné.